Cirugía bariátrica

(Cirugía de pérdida de peso)

Todo lo que necesitas saber

Dra. Sheila Harrison

Descargo de responsabilidad

Este contenido sirve para proporcionar información general sobre la enfermedad y tiene como objetivo capacitarlo para buscar asistencia médica inmediata si es necesario para prevenir complicaciones. Es fundamental recalcar que esta información no sustituye la consulta a un médico calificado. El campo de la ciencia médica evoluciona continuamente y, debido a la naturaleza dinámica del conocimiento médico, recomendamos buscar asesoramiento de expertos si encuentra alguna inconsistencia o tiene la intención de tomar medidas basadas en la información de este contenido. Nunca ignore la orientación médica profesional ni retrase el tratamiento basándose en algo que haya leído en línea, incluido este material, o de cualquier otra fuente en línea. Recuerda siempre que Internet no puede curarte; más bien, la curación se produce a través de la guía de profesionales médicos y la providencia de Dios.

Tabla de contenidos

Sección 1

Cirugía bariátrica

La cirugía bariátrica, también conocida como cirugía de pérdida de peso, es un tratamiento médico que se realiza en personas obesas que no han perdido peso mediante técnicas tradicionales como la dieta y el ejercicio. Existen varios tipos de cirugía bariátrica que los médicos recomiendan de forma individual. El objetivo de la cirugía es ayudar a los pacientes a lograr una pérdida de peso considerable y a largo plazo. La pérdida de peso puede mejorar su salud general y su calidad de vida.

La cirugía bariátrica generalmente la realizan cirujanos calificados con capacitación en cirugía de reducción de peso en hospitales o centros quirúrgicos. Realizan esta cirugía bajo anestesia general.

Tipos de técnicas quirúrgicas empleadas

Los médicos seleccionan procedimientos quirúrgicos particulares según el tipo de cirugía bariátrica que se realiza.

Entre las técnicas más utilizadas se encuentran:

- **Cirugía laparoscópica:** El método no es invasivo. Para la cirugía laparoscópica se realizan pequeñas incisiones en el abdomen.

Para realizar la cirugía, los cirujanos emplean sofisticados instrumentos quirúrgicos, así como una cámara. La cirugía laparoscópica acelera la curación al reducir el tiempo de recuperación, el sangrado, el tamaño de la incisión, el dolor y las cicatrices.

- **Cirugía abierta:**La laparotomía, a menudo conocida como cirugía abierta, se realiza haciendo una incisión amplia en el abdomen. Durante la laparotomía, el cirujano frecuentemente forma una pequeña bolsa en el estómago y desvía el intestino delgado hacia esta bolsa, sin pasar por una parte del estómago y el intestino delgado. Esto limita la cantidad de alimento que el paciente puede ingerir y absorber, provocando pérdida de peso.

Los pacientes generalmente ingresan en el hospital durante unos días después de la cirugía para sanar antes de ser dados de alta. Para evaluar el progreso y brindar asistencia continua, se requerirán reuniones de seguimiento con el cirujano y otros expertos en atención médica.

¿Cuándo se recomienda la cirugía bariátrica?

A las personas con un IMC de 40 o más se les puede recomendar que se sometan a una cirugía bariátrica. También pueden recomendar la cirugía a cualquier persona con un IMC de 35 o más y al menos un problema de salud relacionado con la obesidad. La diabetes tipo 2, la presión arterial alta, la apnea del sueño y las dificultades en las articulaciones son enfermedades relacionadas con la obesidad. Según los médicos, las personas con un IMC entre 30 y 35 podrían beneficiarse potencialmente de la cirugía bariátrica. Las personas en estas circunstancias deben tener graves problemas de salud como resultado de su obesidad y no haber logrado ni mantener la pérdida de peso por otros medios.

Cuando los tratamientos alternativos para bajar de peso no han logrado ni mantener la pérdida de peso, se puede recomendar la cirugía bariátrica. La dieta y el ejercicio son dos técnicas para perder peso. La operación puede resultar en una pérdida de peso significativa y en la mejora o resolución de problemas de salud relacionados con la obesidad. Es fundamental comprender que la cirugía bariátrica es un procedimiento importante. Sólo debe considerarse después de que se hayan probado y fracasado todos los demás procedimientos de pérdida de peso.

Cada caso, sin embargo, es único. Debe consultar con un experto en atención médica antes de decidir someterse a una cirugía bariátrica. Sólo los médicos cualificados pueden analizar los riesgos y ventajas en función de factores individuales, lo cual es fundamental.

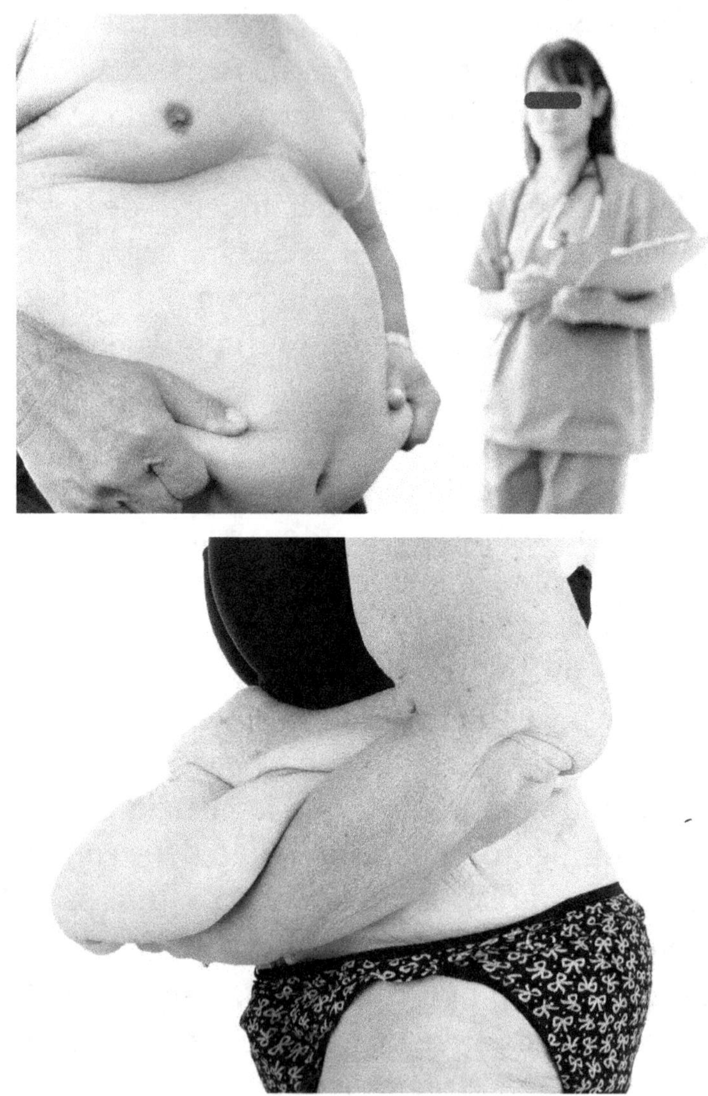

Sección 2

Los diversos tipos de cirugía bariátrica

La cirugía bariátrica se clasifica en numerosas categorías. El bypass gástrico, la gastrectomía en manga, la banda gástrica ajustable y la derivación biliopancreática con interruptor duodenal son parte del procedimiento. Cada uno de los métodos adopta su propio enfoque para perder peso.

Los siguientes son los tipos más frecuentes de cirugía bariátrica:

- **Cirugía de banda gástrica:** La cirugía bariátrica incluye la cirugía de bypass gástrico. Implica desarrollar una pequeña bolsa en el estómago. Luego, el cirujano desvía el intestino delgado a esta bolsa. Esto evita la mayor parte del estómago y la parte superior del intestino delgado. Como resultado, se reduce la capacidad del paciente para ingerir alimentos a la vez. El bypass realizado por el cirujano durante la cirugía de bypass gástrico también influye en la absorción de nutrientes. Los cirujanos suelen realizar esta técnica por vía laparoscópica. Lo logran realizando pequeñas incisiones en el abdomen. El tratamiento se lleva a cabo mediante una pequeña cámara y equipo quirúrgico.

- **Banda gástrica:**Otro tipo de cirugía bariátrica es la gastrectomía en manga. En una gastrectomía en manga, el cirujano extirpa una parte importante del estómago. Esto da como resultado un estómago más compacto con forma de plátano. Esto restringe la cantidad de comida que se puede comer al mismo tiempo. La hormona del hambre grelina también se reduce con una gastrectomía en manga, que puede ayudar a controlar el apetito.

- **Banda gástrica ajustable:**La cirugía de pérdida de peso de este tipo se conoce como banda gástrica ajustable. Se envuelve una banda de silicona alrededor de la sección superior del estómago durante la banda gástrica ajustable. Este proceso da como resultado que el estómago se divida en dos porciones desiguales. La porción superior funciona como un estómago de reemplazo, limitando la ingesta de alimentos y ayudando a perder peso. Ajustar la banda implica inyectar o extraer líquido a través de un pequeño canal debajo de la piel.

- **Desviación biliopancreática con cruce duodenal:**BPD/DS (desviación biliopancreática con cruce duodenal) es un tipo de cirugía de pérdida de peso que consta de dos cirugías. El paso inicial en la derivación biliopancreática es extirpar una gran parte del estómago. Esto da como resultado un estómago más pequeño y de forma tubular. El segundo paso en la técnica de desviación biliopancreática es desviar el intestino delgado al nuevo estómago.

Esto se logra evitando gran parte del intestino delgado y reinsertando más abajo en el intestino. Tiene el efecto de limitar la cantidad de alimentos que los pacientes pueden consumir. La desviación biliopancreática reduce la absorción de calorías y nutrientes de la dieta. Los especialistas médicos creen que el BPD/DS es una cirugía difícil. No es tan frecuente como otros tipos de cirugía de pérdida de peso. El bypass gástrico y la gastrectomía en manga son dos ejemplos de tales procedimientos.

Es fundamental consultar con un experto en atención médica sobre los peligros y ventajas del TLP/DS. Esto se hace para ver si se adapta bien a los objetivos de pérdida de peso y las demandas de salud de una persona.

- **Balón Intragástrico:**El balón intragástrico es una técnica de pérdida de peso no quirúrgica y mínimamente invasiva que incluye introducir un balón de silicona desinflado por la boca hasta el estómago y llenarlo con solución salina. El globo ocupa espacio en el estómago. Esto produce una sensación de saciedad y limita la cantidad de comida que se puede consumir. Esta cirugía normalmente la realizan los cirujanos bajo anestesia y dura entre 20 y 30 minutos. Después de seis meses, se retira el balón. El éxito a largo plazo requiere ajustes en el estilo de vida, como nutrición y ejercicio. Los médicos suelen creer que esta técnica es segura.

Sin embargo, existen peligros y consecuencias a considerar, como náuseas, vómitos y desinflado del globo. Estos tratamientos difieren en su funcionamiento pero sirven al mismo objetivo. Su propósito es reducir el tamaño del estómago o la capacidad del cuerpo para absorber las comidas. La técnica elegida estará determinada por una serie de factores, incluido el historial médico del paciente, el índice de masa corporal (IMC) y las preferencias personales. Para identificar el curso de acción adecuado para circunstancias particulares, es fundamental consultar con un experto en atención médica certificado.

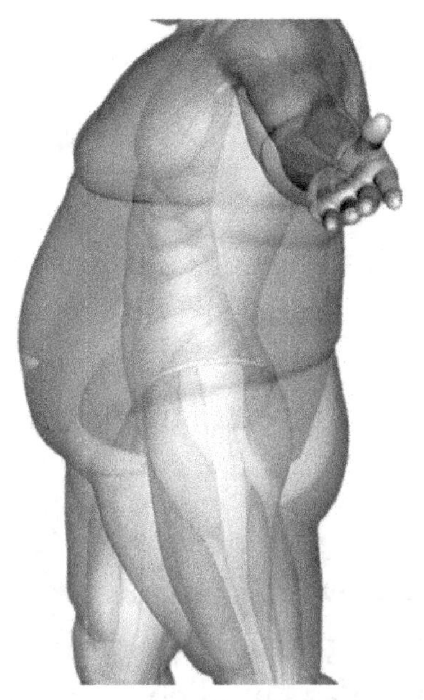

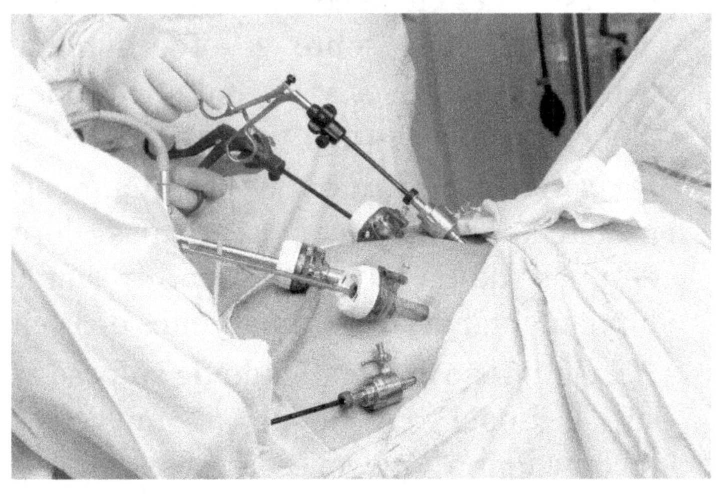

Sección 3

Cómo prepararse para la cirugía bariátrica

Prepararse para la cirugía bariátrica implica una serie de pasos para garantizar que esté preparado tanto física como emocionalmente para el procedimiento. A continuación se ofrecen algunos consejos generales de preparación.

- **Reúnase con su equipo de atención médica:** Debe consultar con su cirujano, un dietista registrado y posiblemente con otros profesionales médicos. Es fundamental que hable con ellos sobre el procedimiento, los peligros potenciales y las modificaciones en la dieta y el estilo de vida.

- **Deja de fumar:**Fumar aumenta la probabilidad de tener problemas durante y después de la cirugía. Como resultado, es fundamental dejar de fumar antes de la cirugía.

- **Perder peso:**Dependiendo de su peso y salud, su personal de atención médica puede recomendarle que pierda peso antes de la cirugía para reducir la posibilidad de complicaciones.

- **Siga una dieta especial:**Antes de la cirugía bariátrica, lo más probable es que su dietista le indique una dieta específica a seguir para preparar su cuerpo para el tratamiento y reducir el tamaño de su hígado.

- **Asiste a clases de instrucción:**Muchos programas de cirugía bariátrica ofrecen talleres educativos para ayudar a los pacientes a aprender sobre el procedimiento, el proceso de recuperación y las modificaciones esenciales en el estilo de vida para lograr el éxito a largo plazo.

- **Cambia tu estilo de vida:**Esta cirugía no es un tratamiento rápido para bajar de peso. Para tener éxito, la cirugía bariátrica requiere considerables ajustes en el estilo de vida. Es posible que deba comenzar a hacer ejercicio con frecuencia, dejar de fumar y realizar modificaciones en la dieta.

- **Abordar la salud emocional:**La cirugía bariátrica puede tener una influencia sustancial en la salud emocional, por lo que se debe abordar cualquier inquietud emocional que pueda surgir. En este sentido, los grupos de apoyo, el asesoramiento y otros recursos pueden resultar beneficiosos.

Sección 4

Factores de riesgo asociados con la cirugía bariátrica

La cirugía bariátrica, como cualquier otra operación, tiene algunos riesgos e inquietudes. Los siguientes son algunos de los peligros relacionados con la cirugía bariátrica:

- **Sangrado:** Durante o después de la cirugía bariátrica, existe peligro de hemorragia, lo que puede requerir una transfusión de sangre.

- **Infección:** La infección es una posibilidad con cualquier cirugía. En algunas circunstancias, es posible que se requieran antibióticos para tratar una infección.

- **Coágulos de sangre:** En raras circunstancias, pueden aparecer coágulos de sangre en las piernas después de una cirugía bariátrica. La medicación y la movilización temprana pueden ayudar a prevenirlos.

- **Fuga:** Es posible que haya fugas en el sitio quirúrgico, especialmente después de una cirugía de bypass gástrico. Pueden producir infecciones, sepsis y otros problemas.

- **Desnutrición:** La desnutrición puede resultar con la cirugía bariátrica, especialmente si el paciente no sigue una dieta adecuada después de la cirugía.

- **Síndrome de abandono:**El síndrome de dumping puede ocurrir en algunos casos de cirugía de bypass gástrico. Cuando la comida pasa demasiado rápido desde el estómago al intestino delgado, se derrama hacia el intestino delgado. Náuseas, vómitos, diarrea y calambres estomacales son todos síntomas posibles.

- **Cálculos biliares:**Debido a los cambios en la circulación de los ácidos biliares después de la cirugía bariátrica, la pérdida rápida de peso puede aumentar el riesgo de desarrollar cálculos biliares.

- **Constricción:**Después de la cirugía bariátrica, puede ocurrir estenosis anastomótica o estrechamiento del estómago o el intestino, lo que resulta en obstrucciones.

- **Hernia:**Se puede desarrollar una hernia en el sitio de la incisión o en la pared abdominal.

Antes de tomar una decisión, es fundamental examinar los riesgos y beneficios de la cirugía bariátrica con un experto en atención médica. En muchos casos, los beneficios del procedimiento superan los riesgos, especialmente para quienes padecen obesidad grave y han intentado todo lo demás para perder peso.

Sección 5

Recuperarse después de la cirugía bariátrica

La recuperación de la cirugía bariátrica incluye rehabilitación tanto física como emocional. A continuación se ofrecen algunos consejos generales que le ayudarán en su recuperación después de la cirugía:

- **Siga las indicaciones de su médico:**Es fundamental seguir cuidadosamente las instrucciones de su médico para una recuperación adecuada después de la cirugía bariátrica, lo que incluye tomar los medicamentos recomendados, asistir a las citas de seguimiento y cumplir con las recomendaciones de alimentación y actividad.

- **Aumente la actividad física gradualmente:** Debe comenzar a moverse lo antes posible después de la cirugía. Sin embargo, usted debe evitar la actividad intensa durante muchas semanas después de la cirugía. Debido a que el ejercicio físico es una parte crucial del proceso de recuperación después de la cirugía bariátrica, su médico le dará consejos específicos sobre cuándo y cómo comenzar a hacer ejercicio nuevamente.

- **Centrarse en la nutrición:**Después de la cirugía bariátrica, deberá seguir una dieta estricta para promover una curación y recuperación óptimas y lograr la máxima pérdida de peso. Su médico o un dietista capacitado pueden aconsejarle qué comidas consumir, cuánto comer y con qué frecuencia.

- **Mantente hidratado:**Para minimizar la deshidratación, es fundamental beber suficientes líquidos después de la cirugía. La deshidratación puede impedir su recuperación después de la cirugía bariátrica. Su médico le aconsejó qué líquido beber y qué tipo de líquido beber.

- **Cuida tus incisiones:**Para evitar infecciones, mantenga los sitios de la incisión limpios y secos. Su médico le ofrecerá consejos detallados sobre cómo cuidar las incisiones para que pueda recuperarse de la cirugía bariátrica lo antes posible.

- **Abordar la salud emocional:**La cirugía bariátrica puede tener una influencia sustancial en la salud emocional, por lo que se debe abordar cualquier inquietud emocional que pueda surgir. Los grupos de apoyo, la terapia y otras herramientas pueden resultar beneficiosos durante el proceso de recuperación de la cirugía bariátrica.

- **Por favor sea paciente:**La pérdida de peso con la cirugía bariátrica suele ser lenta. Los resultados significativos pueden tardar varios meses. Es fundamental ser paciente y concentrarse en crear mejoras a largo plazo en el estilo de vida.

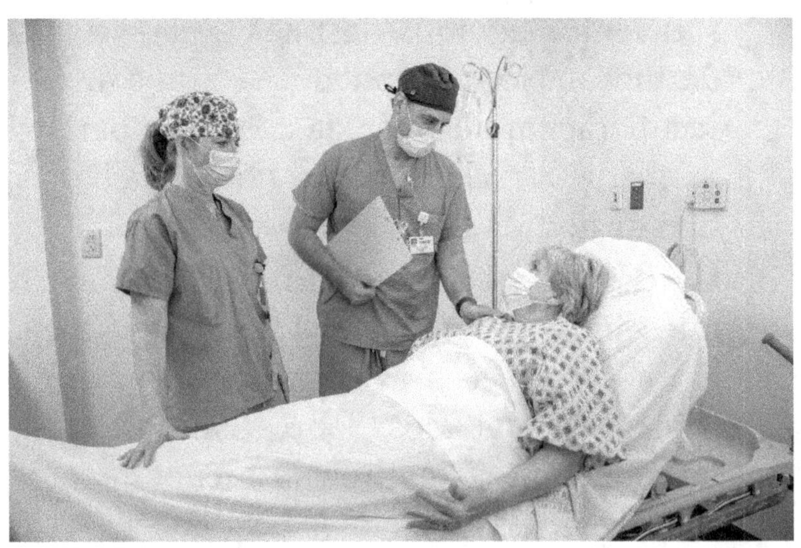

Sección 6

La vida después de la cirugía bariátrica

Después de la cirugía bariátrica, la vida puede ser a la vez placentera y difícil. El procedimiento puede ayudar a perder peso y mejorar diversos problemas de salud, pero también requiere modificaciones considerables en el estilo de vida para garantizar el éxito a largo plazo. A continuación se ofrecen algunos consejos generales para adaptarse a la vida después de la cirugía bariátrica:

- **Siga los consejos de su equipo médico:**Su equipo de atención médica le dará instrucciones particulares sobre alimentación, ejercicio y cuidados posquirúrgicos. Es fundamental seguir estas instrucciones para lograr el éxito a largo plazo y evitar dificultades.

- **Consuma una dieta nutritiva:**Para promover una buena recuperación y pérdida de peso después de la cirugía bariátrica, será necesario seguir una dieta especializada. Su médico o un dietista capacitado pueden aconsejarle qué comidas consumir, cuánto comer y con qué frecuencia.

- **Mantenerse activo:**La actividad física regular es esencial para perder peso y la salud en general. Su personal de atención médica puede aconsejarle cuándo y cómo comenzar a hacer ejercicio nuevamente después de la cirugía.

- **Asistir a citas de seguimiento:**Las citas de seguimiento periódicas con su equipo de atención médica son importantes para controlar su progreso y ajustar su plan de tratamiento según sea necesario.needed.

- **Ser paciente:**La pérdida de peso después de la cirugía bariátrica suele ser gradual y pueden pasar varios meses antes de ver resultados significativos. Es importante tener paciencia y centrarse en realizar cambios sostenibles en el estilo de vida.

- **Adaptarse a un nuevo estilo de vida:**La cirugía bariátrica requiere cambios importantes en el estilo de vida, incluidos cambios en la dieta, el ejercicio y el cuidado personal. Es importante adaptarse a este nuevo estilo de vida y desarrollar hábitos que respaldan el éxito a largo plazo.

Sección 7

Ventajas y desventajas de la cirugía bariátrica

La cirugía bariátrica puede resultar en una pérdida de peso a largo plazo y la resolución de enfermedades relacionadas con la obesidad. Sin embargo, conlleva riesgos quirúrgicos, deficiencias nutricionales y problemas psicológicos, por lo que las personas deben comparar los beneficios con los posibles inconvenientes antes de continuar con la operación.

La cirugía bariátrica se está volviendo más popular como una opción realista para las personas con obesidad severa. Esta cirugía quirúrgica intenta facilitar la pérdida de peso reduciendo el tamaño del estómago o modificando la estructura del sistema digestivo. En esta publicación, veremos los beneficios y desventajas de la cirugía bariátrica.

Ventajas de la cirugía bariátrica

Estas son algunas de las posibles ventajas de la cirugía bariátrica:

- **Pérdida de peso que dura:** La cirugía bariátrica permite una pérdida de peso importante y duradera. La pérdida de peso como resultado de la cirugía bariátrica mejora los resultados de salud, reduce el riesgo de enfermedades relacionadas con la obesidad y mejora la calidad de vida en general.

- **Resolución de trastornos médicos comórbidos:**Muchas personas que se someten a cirugía bariátrica ven una mejora significativa o una resolución completa de las enfermedades relacionadas con la obesidad. La presión arterial alta, la apnea del sueño y el dolor en las articulaciones son ejemplos de estas afecciones. El síndrome de ovario poliquístico también puede beneficiarse de la cirugía bariátrica. Esto puede conducir a una menor dependencia de los medicamentos y a mejores perspectivas de salud a largo plazo. La diabetes tipo 2 también puede beneficiarse de la cirugía bariátrica.

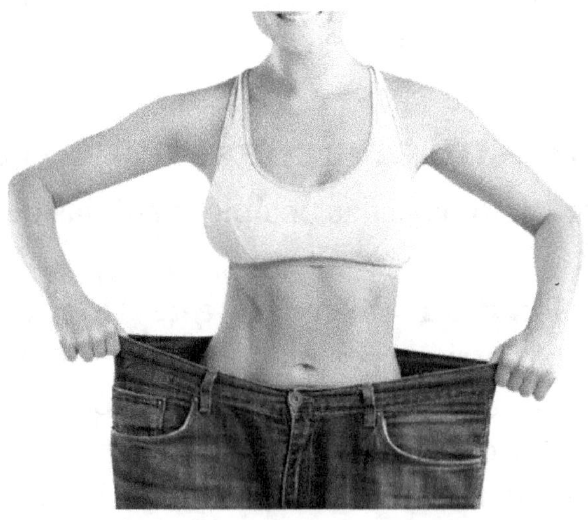

Desventajas de la cirugía bariátrica

Las siguientes son algunas de las posibles desventajas y peligros relacionados con la cirugía bariátrica:

- **Riesgos quirúrgicos:**La cirugía bariátrica, como cualquier procedimiento quirúrgico, tiene riesgos inherentes. Estos peligros incluyen la posibilidad de infección, hemorragia, coágulos de sangre y respuestas anestésicas. La probabilidad de que se produzcan tales peligros es baja. Sin embargo, es fundamental discutirlos abiertamente con un experto en atención médica.

- **Deficiencias en Nutrición:**La cirugía bariátrica podría afectar la capacidad del cuerpo para absorber ciertos nutrientes. Para prevenir déficits, esto puede requerir suplementos de vitaminas y minerales de por vida. Para mantener un estado nutricional adecuado, se requiere un seguimiento regular y el cumplimiento de los requisitos dietéticos.

- **Factores psicológicos y emocionales:**La pérdida de peso mediante la cirugía bariátrica puede tener un impacto sustancial en la imagen corporal y la autoestima de un individuo. Adaptarse a los cambios físicos y desarrollar una relación saludable con la comida puede requerir apoyo y asesoramiento psicológico continuo.

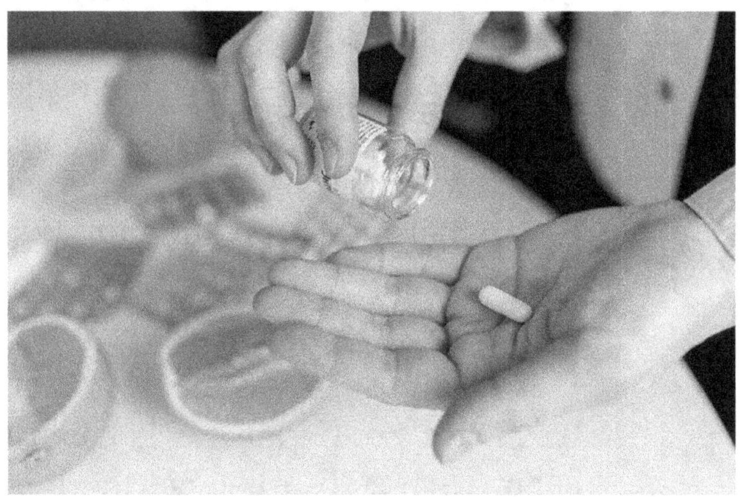

Suplemento carencial

Sección 8

Reversión de la cirugía bariátrica

La cirugía bariátrica suele considerarse un procedimiento permanente. Sin embargo, existen algunas circunstancias en las que la cirugía bariátrica puede revertirse.

- **Banda gástrica:** La banda gástrica es posiblemente una cirugía bariátrica reversible en la que el cirujano coloca una banda ajustable alrededor del estómago. Un cirujano puede retirar la banda quirúrgicamente, devolviendo el estómago a su tamaño natural. Sin embargo, debe tener en cuenta que quitarse la banda gástrica no garantiza que recuperará el peso ni el estado de salud que tenía antes de la cirugía.

- **Bypass gástrico:** El bypass gástrico es un tratamiento quirúrgico que altera la anatomía del sistema digestivo. Revertir el bypass gástrico es un procedimiento técnicamente difícil que con frecuencia no se sugiere debido a posibles complicaciones y bajas tasas de éxito. Las técnicas de reversión pueden incluir revertir las alteraciones quirúrgicas a su forma original, aunque son más riesgosas y pueden no producir los resultados deseados.

Considerando los factores para la reversión de la cirugía bariátrica

La reversión de la cirugía bariátrica requiere el estudio exhaustivo de un equipo de médicos especialistas y la consideración de diversas cuestiones. La operación en sí tiene un impacto en la calidad de vida. Los siguientes son algunos de los factores que los médicos consideran:

- **Circunstancias individuales:** Las opciones de reversión están determinadas por una variedad de situaciones. Estos incluyen el procedimiento bariátrico preciso utilizado, la salud general del paciente y las razones para querer revertir el procedimiento. Es fundamental examinar la viabilidad y los peligros potenciales con un médico especializado en cirugía bariátrica.

- **Control de peso:** Revertir la cirugía bariátrica no garantiza el retorno al peso previo a la cirugía. Las personas que estén considerando la reversión deben contar con una estrategia de control de peso, así como un plan para resolver cualquier inquietud subyacente que condujo a la operación inicial.

- **Bienestar emocional y psicológico:** Revertir la cirugía bariátrica puede tener consecuencias emocionales y psicológicas. Es fundamental contar con suficientes mecanismos de apoyo. También se recomienda asesoramiento para ayudar a gestionar la posible influencia sobre la imagen corporal, la autoestima y el bienestar mental.

Por último, los médicos suelen considerar la cirugía bariátrica como un procedimiento permanente, y sólo ciertas formas, como la banda gástrica, son teóricamente reversibles. Revertir operaciones más invasivas, como el bypass gástrico, conlleva mayores riesgos y puede no producir los resultados deseados. En raras ocasiones, la cirugía puede provocar la muerte. Se requiere una consulta con un médico especializado en cirugía bariátrica para investigar sus alternativas y tomar una decisión informada.

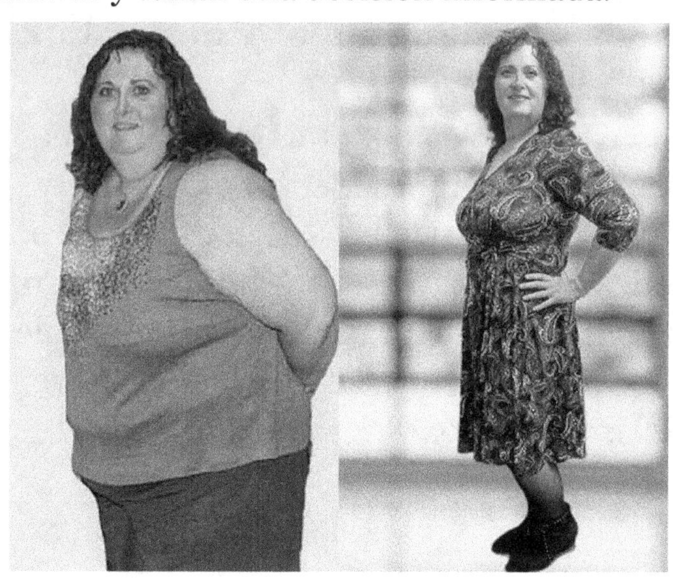

Sección 9

Antes de someterte a una Cirugía Bariátrica, hazle estas preguntas a tu médico.

Debes entender que cada caso es único y un médico es la mejor persona para elegir el mejor curso de acción. Si está considerando la cirugía bariátrica, debe hacerle a su médico muchas preguntas clave que le ayudarán a tomar una decisión informada. Si su médico ofrece cirugía bariátrica, hágale las siguientes preguntas:

¿Cuáles son las ventajas y desventajas de la cirugía bariátrica?

Cada cirugía es distinta de la siguiente. Es fundamental comprender los peligros y efectos secundarios potenciales de la cirugía, así como los beneficios esperados en términos de pérdida de peso y mejoras de salud. Por lo tanto, hable con su médico al respecto y asegúrese de comprender los posibles beneficios y riesgos.

¿Qué tipo de cirugía bariátrica me sugieren?

Según su historial médico, índice de masa corporal (IMC) y preferencias personales, su médico puede aconsejarle sobre la mejor forma de cirugía bariátrica para usted.

¿Cuál es la pérdida de peso prevista después de la cirugía?

Las expectativas de pérdida de peso difieren según el tipo de cirugía, por lo que es esencial tener una idea realista de qué esperar.

¿Cómo es el proceso de recuperación?

Debe conocer el proceso de rehabilitación, incluida la duración de la estadía en el hospital, la cantidad de tiempo libre requerido en el trabajo y los límites de actividad física o alimentación.

¿Cuáles son los objetivos y requisitos a largo plazo después de la cirugía?

La cirugía bariátrica es un compromiso a largo plazo y es fundamental comprender qué modificaciones serán necesarias para mantener la pérdida de peso y controlar cualquier problema de salud.

¿Cuáles son las necesidades dietéticas después de la cirugía?

Después de la cirugía, lo más probable es que necesite hacer ajustes sustanciales en su dieta, por lo que es fundamental comprender qué alimentos puede y no puede comer, así como los suplementos que puedan ser necesarios.

¿Cómo es el sistema de apoyo postoperatorio?

Después de la cirugía, es fundamental contar con un sistema de apoyo, que incluya acceso a especialistas de atención médica, grupos de apoyo y servicios de asesoramiento.

Estas son sólo algunas de las cosas que debe preguntarle a su médico antes de someterse a una cirugía bariátrica. Es fundamental tener una conversación abierta y honesta con su profesional de la salud para comprender completamente los riesgos y ventajas del procedimiento y tomar una decisión informada.

Conclusión

En resumen, la cirugía bariátrica puede ser una opción que cambia la vida de las personas que padecen obesidad grave y problemas de salud relacionados. Proporciona pérdida de peso a largo plazo así como la posibilidad de resolver afecciones médicas asociadas. A pesar de esto, existen peligros, como problemas quirúrgicos, déficits nutricionales y la necesidad de asistencia psicológica continua. Antes de decidirse por la cirugía bariátrica, es mejor visitar a un profesional de la salud para determinar la candidatura y sopesar minuciosamente las ventajas y desventajas según las circunstancias específicas.

Preguntas frecuentes sobre cirugía bariátrica

¿Tiene algún efecto la cirugía bariátrica sobre la salud renal?

Aunque la cirugía bariátrica no aborda directamente la salud renal, puede tener ventajas indirectas. La obesidad y ciertas enfermedades relacionadas con el peso pueden contribuir a los problemas renales. La cirugía bariátrica puede reducir algunos factores de riesgo relacionados a enfermedad renal al facilitar la pérdida de peso y aumentar la salud general.

¿La cirugía bariátrica es beneficiosa para el control de la diabetes?

Sí. Los pacientes con diabetes pueden beneficiarse enormemente de la cirugía bariátrica al mejorar el control de su afección. El procedimiento frecuentemente resulta en una pérdida de peso significativa, lo que puede conducir a un mejor control del azúcar en sangre y una menor dependencia de los medicamentos para la diabetes.

¿La cirugía bariátrica tiene algún efecto sobre la salud del hígado?

Se ha demostrado que la cirugía bariátrica mejora la salud del hígado. Se ha demostrado que es beneficioso en el tratamiento de la enfermedad del hígado graso no alcohólico (NAFLD) y la esteatohepatitis no alcohólica (NASH). La pérdida de peso como resultado de la operación puede ayudar a reducir la grasa y la inflamación del hígado.

¿Cómo puede la cirugía bariátrica afectar los niveles de colesterol de los pacientes?

En términos de reducir los niveles elevados de colesterol, la cirugía bariátrica ha mostrado resultados prometedores. La técnica puede contribuir a la pérdida de peso y a cambios en el funcionamiento metabólico, lo que resulta en niveles más bajos de colesterol LDL (a menudo denominado colesterol "malo") y niveles más altos de colesterol HDL (generalmente denominado colesterol "bueno").

¿Cómo puede la cirugía bariátrica afectar la salud ósea?

La cirugía bariátrica puede tener un impacto en la salud ósea, especialmente en personas obesas. La pérdida rápida de peso después de la cirugía puede aumentar el riesgo de pérdida de densidad ósea y deficiencia de calcio. Sin embargo, el impacto en la salud ósea se puede reducir con una correcta supervisión y cuidados postoperatorios, que incluyan prescripción de vitaminas y minerales, ejercicio y una dieta equilibrada.

¿Es posible quedar embarazada después de someterse a una cirugía bariátrica?

Según algunas investigaciones, la pérdida de peso mediante cirugía puede mejorar la función reproductiva en mujeres con infertilidad relacionada con la obesidad, pero las respuestas individuales difieren. La cirugía bariátrica puede mejorar los resultados del embarazo al reducir riesgos como la diabetes gestacional y las enfermedades hipertensivas. Las mujeres que están considerando tener un bebé después de someterse a una cirugía bariátrica deben priorizar el tratamiento especializado, el seguimiento nutricional y la supervisión cuidadosa para garantizar un embarazo saludable y exitoso.

La cirugía bariátrica, un método de pérdida de peso para personas con obesidad crónica, ha ganado popularidad en los últimos años. Existe evidencia de que la cirugía bariátrica puede ayudar con el síndrome de ovario poliquístico en la salud de la mujer. Sin embargo, también existen preocupaciones sobre cómo la cirugía bariátrica puede influir en la concepción, la gestación y otras funciones reproductivas. En esta publicación, veremos cómo la cirugía bariátrica afecta el embarazo. Veremos cómo afecta los resultados del embarazo y la salud materna.

¿La cirugía bariátrica tiene algún efecto sobre los resultados del embarazo?

Se han planteado preocupaciones sobre posibles problemas en el embarazo después de una cirugía para bajar de peso. Comprender cómo la cirugía bariátrica puede afectar la salud materna y fetal es fundamental para quienes consideran quedarse embarazadas después de la cirugía.

Según las investigaciones, la cirugía bariátrica puede tener un buen efecto en los resultados del embarazo. Las mujeres embarazadas que se someten a cirugía bariátrica pueden tener un menor riesgo de diabetes gestacional, trastornos hipertensivos, preeclampsia y niños grandes para la edad gestacional. Además, después de la cirugía bariátrica, las mujeres pueden tener un mejor control sobre su aumento de peso durante el embarazo, lo que puede beneficiar tanto a la madre como al bebé.

¿Qué precauciones deben tomar las mujeres después de una cirugía bariátrica durante el embarazo?

Las mujeres que se han sometido a una cirugía bariátrica y tienen la intención de quedar embarazadas deben tomar ciertas precauciones para poder tener un embarazo saludable. Abordar las necesidades dietéticas y cualquier déficit de nutrientes es fundamental para apoyar el bienestar de la madre y el feto. Las mujeres que quedan embarazadas después de una cirugía bariátrica deben recibir tratamiento especializado por parte de proveedores de atención médica con conocimientos en el manejo de embarazos post cirugía bariátrica. El control regular de los nutrientes, la suplementación con vitaminas y minerales y un control exhaustivo del aumento de peso durante el embarazo son esenciales para optimizar los resultados y minimizar los peligros potenciales.

¿La cirugía bariátrica afecta la calidad de vida?

La cirugía bariátrica es un método común de pérdida de peso para la obesidad grave y afecta la vida física, psicológica y social de los pacientes. Si bien perder peso mejora la salud física, las posibles consecuencias pueden interferir con las actividades habituales. Las ventajas psicológicas incluyen una mayor autoestima, aunque pueden surgir dificultades emocionales. Los cambios en la apariencia y los hábitos alimentarios pueden tener un impacto en las interacciones sociales, lo que resulta en una variedad de experiencias sociales después de la cirugía.

La cirugía bariátrica es una intervención quirúrgica para la obesidad severa que se ha vuelto cada vez más popular como un medio eficaz para perder peso y mejorar la salud en general. Si bien la cirugía bariátrica tiene la capacidad de reducir el peso y resolver las condiciones de salud relacionadas con la obesidad, puede tener un impacto significativo en la vida del paciente. En este ensayo, analizaremos el vínculo entre la cirugía bariátrica y la calidad de vida, centrándonos en los aspectos físicos, psicológicos y sociales.

¿Cómo afecta la cirugía bariátrica a la calidad de vida física?

El bienestar físico de los pacientes y su capacidad para realizar las tareas cotidianas se ven muy afectados por la cirugía bariátrica, lo que reduce su calidad de vida. La pérdida de peso mediante cirugía bariátrica puede mejorar la movilidad, reducir las molestias en las articulaciones y resolver las enfermedades relacionadas con la obesidad. Sin embargo, ciertos problemas y adaptaciones posteriores a la cirugía pueden limitar la capacidad de los pacientes para llevar un estilo de vida activo. Es decir, algunas personas pueden tener obstáculos postoperatorios temporales, como cambios en la dieta y posibles complicaciones, que podrían tener un impacto en su calidad de vida en el corto plazo.

¿De qué manera puede la cirugía bariátrica afectar la calidad de vida psicológica?

La cirugía bariátrica tiene un impacto significativo en el bienestar psicológico y la salud mental de los pacientes. Mejora el bienestar psicológico de los pacientes. La obesidad severa tiene un impacto significativo en la salud psicológica, lo que resulta en angustia psicológica, dificultades con la imagen corporal y baja autoestima. Una pérdida de peso significativa frecuentemente resulta en un aumento de la autoestima y la imagen corporal, así como en una reducción de los síntomas de tristeza y ansiedad relacionados con la obesidad, todo lo cual mejora la calidad de vida. Sin embargo, algunos pacientes pueden enfrentar dificultades mentales como resultado de los cambios físicos y de adaptarse a su nuevo estilo de vida después de la cirugía bariátrica, lo que destaca la importancia de la asistencia psicológica posquirúrgica.

¿Cómo funciona la cirugía bariátrica?afectar ¿Cómo afecta la calidad de la vida social?

La calidad de vida social también se ve afectada por la cirugía bariátrica. Los cambios posquirúrgicos en la apariencia y los hábitos alimentarios pueden tener un impacto en las interacciones sociales, las relaciones y el sentido general de pertenencia de los pacientes. Las consecuencias de la cirugía bariátrica en las interacciones sociales pueden ser variadas. Si bien algunos pacientes pueden beneficiarse de mayores interacciones sociales como resultado de una mayor confianza y bienestar, otros pueden tener dificultades para adaptarse a eventos sociales, incluida la comida, o lidiar con las reacciones de amigos y familiares. Los grupos de apoyo y la terapia pueden ser muy beneficiosos para ayudar a los pacientes a afrontar estos cambios y mantener una vida social positiva.

A continuación se presentan algunas historias de éxito de beneficiarios de cirugía bariátrica

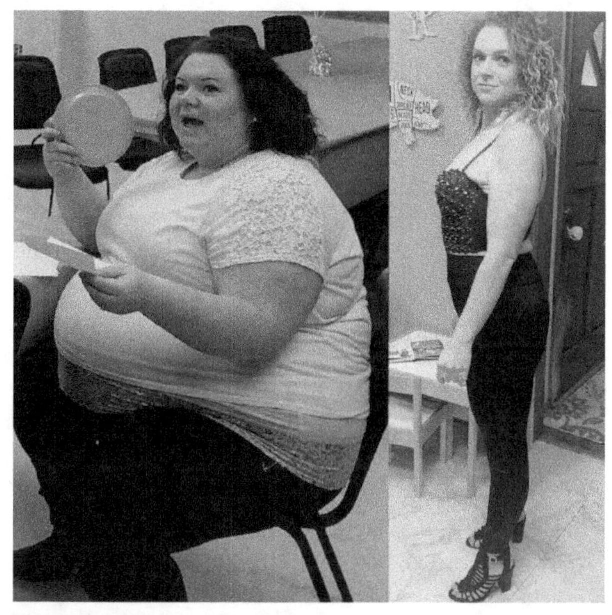

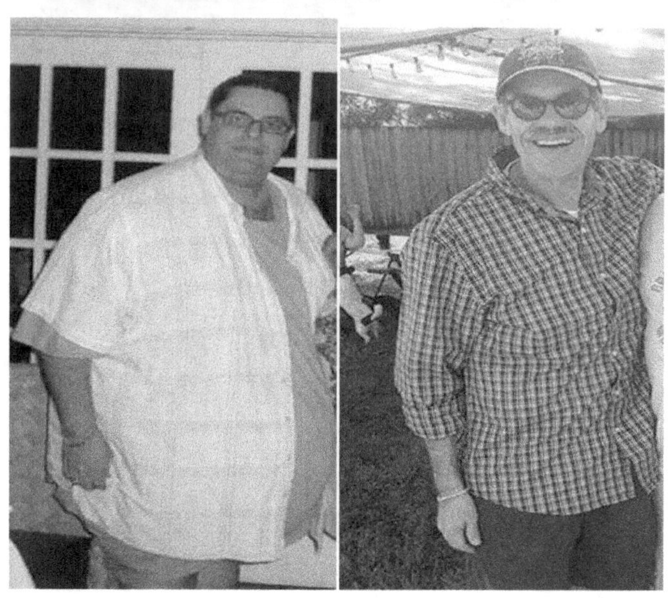